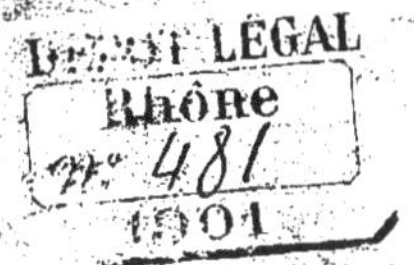

CANCER DU MAXILLAIRE SUPÉRIEUR

D'UNE FORME AYANT POUR ORIGINE

LES GLANDES MUQUEUSES DE LA VOUTE PALATINE

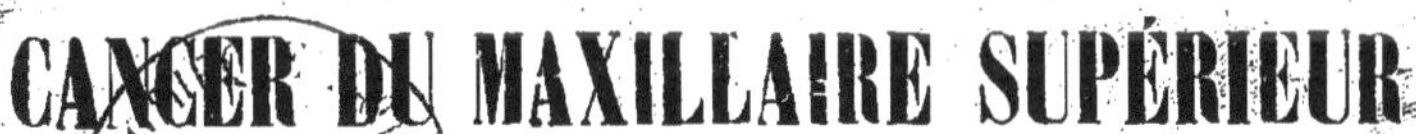

PAR

Le Dr Charles BAYLE

Interne des Hôpitaux de Lyon.

—❦—

LYON

A REY, IMPRIMEUR-ÉDITEUR DE L'UNIVERSITE

4, RUE GENTIL, 4

1901

CANCER DU MAXILLAIRE SUPÉRIEUR

D'une forme ayant pour origine

LES GLANDES MUQUEUSES DE LA VOUTE PALATINE

CANCER DU MAXILLAIRE SUPÉRIEUR

D'UNE FORME AYANT POUR ORIGINE

LES GLANDES MUQUEUSES DE LA VOUTE PALATINE

PAR

Le Dr Charles BAYLE

Interne des Hôpitaux de Lyon.

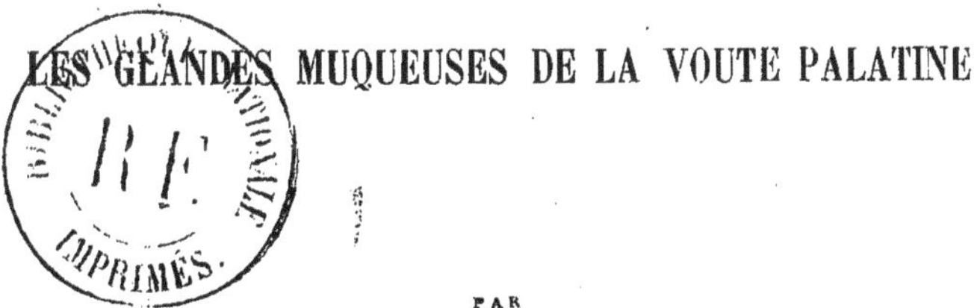

LYON

A REY, IMPRIMEUR-ÉDITEUR DE L'UNIVERSITE

4, RUE GENTIL, 4

1901

A MA GRAND-MÈRE

ERRATA

P. 41, ligne 2, *au lieu de* dans le cas, *lire* dans les cas.

P. 44, dernier alinéa, *au lieu de* quoique rien, à un certain
moment, que l'examen histologique après intervention,
ne puisse faire faire le diagnostic de cancer, *lire* puisque
rien, à un certain moment, que l'examen histologique
après intervention, ne peut faire...

INTRODUCTION

Nulle part, dans les traités classiques, on ne parle du rôle des glandes palatines dans l'étiologie du cancer du maxillaire supérieur.

Dans le traité de Duplay et Reclus, Heydenreich dit à propos des cancers par propagation d'une tumeur des parties molles :

« Ils peuvent succéder à un épithélioma de la peau de la face : les cancers de la lèvre inférieure surtout sont susceptibles de gagner le maxillaire inférieur et de l'envahir sur une grande étendue. Dans d'autres cas, le point de départ du néoplasme est la muqueuse buccale : il s'agit, par exemple, d'un cancer de la langue qui se propage à la mâchoire inférieure. De même, le cancer des ganglions lymphatiques, de la glande sous-maxillaire, de la parotide, de l'amygdale, etc., peut envahir les maxillaires. »

Les glandes palatines ont été si peu incriminées dans l'étiologie du cancer des maxillaires, que tous les auteurs qui ont fait une étude des tumeurs développées aux dépens de ces glandes, tumeurs dénommées tumeurs mixtes à cause de leur double caractère épithélial et conjonctif, et bien étudiées surtout à propos du voile du palais, s'accordent à les considérer comme bénignes et récidivant à peine sur place.

Telle est l'opinion soutenue par M. le professeur Berger[1], celle de Doubre[2], celle aussi de Pitance[3] dans sa thèse inaugurale, où toutefois l'auteur laisse planer le doute de la dégénérescence maligne, tout en enlevant aux glandes, au point de vue étiologique, la production de ces tumeurs.

Mais si l'on considère que ces tumeurs mixtes sont formées de tissu épithélial d'une part et conjonctif de l'autre, que l'on y trouve toute la gamme des altérations néoplasiques des deux ordres, on conçoit très bien que de l'épithélioma vrai puisse se former par transformation maligne de ces tumeurs et envahir le maxillaire.

C'est ce rôle étiologique des glandes dans la production du cancer de l'os que nous nous proposons de démontrer, avec, à l'appui, deux observations où ce rôle ne peut faire l'objet d'aucun doute.

Nous croyons donc utile de rappeler en quelques mots d'anatomie et d'histologie normale ce que sont les glandes palatines, et, d'autre part, ce qui a été décrit jusqu'à ce jour comme tumeurs d'origine glandulaire, avant d'aborder nos observations.

---

[1] Berger, Tumeurs mixtes du voile du palais (*Bulletin médical*, 11 mars 1896, et *Rev. de chirurgie*, n°s 5, 6, 7 de 1897).

[2] Doubre, *Bulletin médical*, 9 janvier 1898.

[3] Pitance, *Étude sur les tumeurs mixtes du voile du palais*, thèse de Paris, 1897.

CANCER DU MAXILLAIRE SUPÉRIEUR

D'une forme ayant pour origine

LES GLANDES MUQUEUSES DE LA VOUTE PALATINE

CHAPITRE PREMIER

ANATOMIE ET HISTOLOGIE
NORMALES DES GLANDES PALATINES

Les glandes de la voûte palatine sont exactement les mêmes que celles de la face inférieure ou buccale du voile du palais. Ces dernières « forment, dit Chauveau [1], une couche continue sous-dermique (couche glandulaire de Sappey). Les culs-de-sac sont entourés par des fibres élastiques abondantes qui cheminent entre leurs interstices, et aussi par des faisceaux musculaires provenant principalement du muscle azygos de la luette et constituant aux glandes des sortes d'anneaux musculaires avant de venir se terminer dans le derme (Klein). »

L'épaisseur de la couche est de 3 à 4 millimètres en moyenne et détermine les variations de l'épaisseur du voile lui-même.

[1] Chauveau, *le Pharynx*, Paris, Baillière, 1901,

Voici ce que dit Kölliker de la structure de ces glandes :

« Toutes les petites glandes salivaires de la muqueuse buccale, qui sont des glandes acineuses, présentent la même structure et se composent sans exception d'un certain nombre de lobules glandulaires et d'un canal excréteur ramifié. Dans les glandes les plus simples, les lobules sont peu nombreux, allongés ou piriformes, quelquefois arrondis, souvent aplatis ; ils ont 1 millimètre de largeur : quelquefois leurs deux diamètres sont visiblement égaux. Chacun de ces lobules repose sur un rameau du canal excréteur de 70 à 100 μ de largeur. Le canal lui-même mesure de 250 à 700 μ de diamètre, quelquefois même 2 millimètres. Les lobules se composent d'un certain nombre de conduits tortueux et garnis d'une foule de dépressions en cul-de-sac simples ou composés qui semblent être la continuation directe des canaux excréteurs des lobules : ces canaux à peine entrés dans les lobules se divisent successivement en un certain nombre de branches, le plus souvent sans diminuer de diamètre.

« Les prétendues vésicules glandulaires (acini) ne sont autre chose que les petits cæcums et les extrémités de ces conduits, dernières ramifications des canaux excréteurs. Examinés superficiellement à un faible grossissement, les acini paraissent régulièrement arrondis ou piriformes : mais une étude minutieuse d'un lobule entier, ou mieux encore de toute une glande dilacérée et injectée, prouve que ces vésicules affectent des formes très diverses, qu'elles sont arrondies, piriformes ou allongées.

« Il n'est guère possible de décrire toutes les variétés qui se présentent sous ce rapport ; aussi me contenterai-je de faire observer que les terminaisons des lobules glandulaires offrent souvent en petit les formes et aussi la structure des vésicules séminales.

« Les plus fins canaux et les vésicules glandulaires sont constitués par une membrane propre qui a 1, 8 à 2, 7 μ d'épaisseur, et par un épithélium qui, sur des préparations fraîches, se montre sous l'aspect d'une couche continue tapissant les extrémités glandulaires, mais s'en détache avec une grande facilité et forme alors, dans leur intérieur, une masse grenue. Les cellules épithéliales sont disposées en simple couche sur la membrane propre : elles sont pentaédriques et hexaédriques, quelquefois un peu allongées : elles mesurent 10 à 14 μ en largeur, 7 à 9 μ en épaisseur et contiennent un noyau arrondi ou oblong, muni souvent d'un nucléole très net. Autour du noyau se voit, ainsi que Donders l'a démontré, une certaine quantité d'un mucus fluide, qui se coagule par l'acide acétique et dans lequel nagent toujours un certain nombre de granulations plus ou moins grosses, qui tantôt ont simplement l'aspect de la graisse blanche, tantôt sont colorées en jaune ou en brun, contribuant ainsi à donner cette couleur à la glande. Les éléments des lobules glandulaires que nous venons de décrire sont très serrés les uns contre les autres, de sorte qu'il n'est pas rare de les voir s'aplatir mutuellement. Néanmoins il existe toujours entre eux une certaine quantité de tissu conjonctif entremêlé de fibrilles élastiques, parfois aussi de cellules adipeuses,

« Dans les petites glandes, il n'y a point d'autres subdivisions que les lobules et les vésicules ou utricules glandulaires que nous avons décrits. Dans les glandes plus volumineuses, au contraire, un certain nombre de lobules simples s'entourent d'une enveloppe commune de tissu conjonctif et constituent ainsi des lobules secondaires : ceux-ci correspondent, pour la structure, à une glande simple dont ils ont également le volume, c'est-à-dire 1 à 3 millimètres de diamètre.

« Les conduits excréteurs des lobules présentent une tunique conjonctive renfermant des réseaux de fibres élastiques et une simple couche de cellules cylindriques de 18 à 22 μ d'épaisseur dans les conduits principaux sur les petites glandes, 67 μ et même 90 μ sur les grandes : l'épithélium a de 22 à 27 μ.

« Je n'ai trouvé aucune trace de fibres musculaires soit dans les glandes elles-mêmes, soit dans les conduits excréteurs. Mais on y voit une foule de petits vaisseaux qui pénètrent entre les lobules avec le canal excréteur ou autrement, et forment autour de ces derniers et autour des vésicules un réseau lâche de capillaires de 6,7 μ de diamètre, si bien que chaque vésicule entre en contact avec au moins trois ou quatre capillaires.

« Des nerfs nombreux accompagnent les canaux excréteurs. Çà et là on voit aussi quelques tubes de moyen calibre dans l'épaisseur des glandes elles-mêmes. »

Ces glandes ont été encore très étudiées par Klein[1],

---

[1] *Strickers Handbuch der Gewebelehre.*

par Rudinger[1], par Niemand[2], par Schœffer[3]. Les culs-de-sac des glandes sont pleins de cellules à mucus, et les croissants de Gianuzzi font presque entièrement défaut. D'après Schœffer, les canaux perforent la couche élastique sous-jacente au derme, pour venir s'ouvrir entre deux papilles.

« Leurs parois, dit Chauveau, sont doublées d'une couche élastique assez épaisse : leur calibre est variable et leur direction l'est également, tantôt verticale, tantôt au contraire oblique, parfois même presque horizontale d'abord, puis se redressant pour aboutir à la surface papillaire du derme (Klein). »

Remarquons que ces glandes, qui forment une couche sous-dermique continue, sont en contact presque immédiat avec l'os, et l'on comprend facilement pourquoi, dès qu'une tumeur développée dans les glandes tendra à se propager, l'os sera facilement atteint.

---

[1] *Beitrage zur Morphologie des Gaumenssegels und Verdaunungsapparat*, Stuttgart, 1879, p. 9).

[2] *Beitrage zur Anatomie des Gaumenssegels, Deutsche Monatschrift für Zahnheilkunde*, 1895, p. 41).

[3] *Sitzungsberichte des Academie der Wissenschaften von Wien*, 1897.

CHAPITRE II

CE QUE SONT, D'APRÈS LES DESCRIPTIONS ANTÉRIEURES, LES TUMEURS GLANDULAIRES DE LA VOUTE PALATINE

Les tumeurs mixtes de la voûte palatine et du voile du palais ont été, depuis la classification de Lebert, rangées parmi les adénomes, par Nélaton. La plupart des auteurs en faisaient une hypertrophie glandulaire.

Pourtant Richard *(Bulletin de la Société de chirurgie*, 26 nov. 1856) exprimait le doute suivant sur la bénignité de ces tumeurs : « La dénomination d'hypertrophie glandulaire, disait-il, est vicieuse en anatomie pathologique, en ce sens que la transformation fibreuse des parois des culs-de-sac, l'infiltration des épithéliums altérés qui pullulent et gorgent ces conduits, et souvent même l'aspect le plus grossier de la coupe, jurent contre l'expression d'hypertrophie en pathologie et en clinique, parce que, si la grande majorité de ces tumeurs est de celles qui méritent le nom de bénignes, elles en comprennent d'autres qui sont assimilables aux cancers les plus malins, »

Fonnegra, *Epithéliomes enkystés du voile du palais*
(th. Paris 1880), fait rentrer ces tumeurs dans la classe
des épithéliomes, et Stephen Paget, Tumours of the
palate *(St-Bartholomew's hosp. reports*, XXI, p. 315,
1886), rapproche ces tumeurs de celles de la parotide et
fait remarquer que la néoplasie épithéliale ne reproduit
pas l'aspect typique des tissus glandulaires, mais, au
contraire, se rapproche de l'épithéliome par sa forme
irrégulière, atypique et diffuse.

Perochaud, *Recherches sur les tumeurs mixtes des
glandes salivaires* (th. de Paris 1883), avait bien fait
ressortir le rôle du tissu épithélial d'une part, et con-
nectif de l'autre, dans l'évolution de ces tumeurs. De
Laraberie, sous l'impulsion des mêmes idées, dans ses
importantes « Recherches sur les tumeurs mixtes des
glandules salivaires de la muqueuse buccale » *(Arch.
gén. de médecine*, 1890, 7ᵉ série, t. XXV, p. 537 et 677
et XXVI, p. 34), donne à ces tumeurs la dénomination
typique d' « épithéliomes à trame variable ».

D'un côté, l'élément épithélial peut se rapprocher
ou s'écarter plus de la forme normale du tissu glandulaire sain ; d'un autre côté la trame conjonctive elle-
même, qui donne à ces tumeurs leur caractère mixte
peut présenter du tissu fibreux, myxomateux ou cartilagineux.

A. Collet, *Tumeurs mixtes des glandes salivaires
des lèvres* (th. Paris 1895), et R. Ponsot, *Tumeurs de
la glande sous-maxillaire* (th. Lyon 1894), décrivent
dans ces différentes glandes un type de tumeurs mixtes
analogues.

Cependant, en Allemagne, le courant était inverse,

et Billroth[1], Kolaczek[2], Kaufmann[3], tendent à donner à ces tumeurs une origine conjonctive, tandis que Nasse[4] en fait des tumeurs endothéliales.

Pourtant, en Allemagne même, Hoffmann[5] combattait, en s'appuyant sur l'examen d'une tumeur de la voûte palatine, la conception de Kaufmann.

« Cette tumeur, dit-il, se présente donc comme une tumeur mixte résultant d'une formation à la fois cancéreuse et cartilagineuse. Elle présente une tendance manifeste à se transformer en chondrome pur, par le fait même de son évolution. On peut placer son point de départ dans les petites glandes palatines qui se trouvent dans la sous-muqueuse de la voûte palatine, glandes qui ont le type acineux et les fonctions des grosses glandes salivaires...

« L'étouffement du tissu cancéreux par le développement cartilagineux qui le localise et l'étreint, nous rend compte de l'absence des caractères ordinaires de malignité caractéristique du cancer. »

M. le professeur Berger, après avoir réfuté les arguments de Kaufmann et de Nasse, et considérant la chose à la manière d'Hoffmann et aussi de l'école fran-

---

[1] Billroth, *Beobachtungen über Geschnülste der Speicheldrüsen, Virchow's Archiv.* XVII, 1895.

[2] Kolaczek, Ueber das Angiosarkom *(Deutsche Zeitschrift f. Chirurgie,* IX, n°s 1 et 8, 1878).

[3] Kaufmann, das Parotidsarkom *(Archiv. f. klin. Chirurgie,* 1881, XXVI, p. 673).

[4] Nasse, die Geschwülste der Speicheldrüsen (*Arch. f. klin. Chirurgie,* 1892, XLIV, p. 233).

[5] Max Hoffmann, eine Mischgewulst des harten Gaumens (*Arch. f. klin. Chirurgie,* 1889, XXXVIII, p. 98).

çaise en général, donne une description de ces tumeurs mixtes que nous ne pouvons mieux faire que de reproduire, parce qu'il sera intéressant de comparer cette description avec celle des tumeurs malignes de même origine, dont nous publions les observations dans ce travail.

« Deux faits primordiaux, dit-il, caractérisent ces tumeurs mixtes du voile du palais : l'existence à leur surface d'une capsule résistante, la complexité même des tissus qui entrent dans leur composition.

« Toutes les variétés de tissu conjonctif, en effet, peuvent se retrouver dans ces tumeurs à côté des formations épithéliales les plus diverses.

« Sur un grand nombre de points, formations conjonctives ou épithéliales alternent et s'intriquent comme au hasard : sur d'autres, le tissu épithélial l'emporte sur le tissu conjonctif et réciproquement. D'une façon générale, on peut dire qu'à la périphérie de la tumeur, c'est l'élément épithélial qui prédomine, tandis qu'au centre, c'est surtout le tissu conjonctif qu'on observe, avec cependant, de place en place, comme étouffées, quelques trainées épithéliales.

Formations conjonctives. — Elles se présentent sous les aspects les plus variés. Dans un cas, nous avons vu les formations épithéliales séparées par un tissu constitué par des cellules fusiformes à gros noyau ovalaire, agencées les unes à côté des autres, et donnant tout à fait l'aspect du sarcome fuso-cellulaire : mais cette néoformation est rare, et le plus souvent le tissu conjonctif se présente sous l'aspect de tissu fibrillaire plus ou moins dense et surtout de tissu myxomateux.

« Le tissu fibrillaire est tantôt semblable au tissu cellulaire lâche, formé de trousseaux de fibrilles avec, de place en place, quelques cellules aplaties : tantôt voisin du tissu fibreux, dense, formé de fibrilles parallèles très serrées, d'aspect presque hyalin.

« Dans toutes les tumeurs que nous avons étudiées, sur un grand nombre de points, prédominant sur les autres formations conjonctives, on voit un tissu essentiellement formé par une substance fondamentale amorphe, ayant tous les caractères de la substance muqueuse. Dans cette substance sont plongées en plus ou moins grand nombre de grandes cellules à prolongement ramifiés, à noyau clair ovalaire : souvent, dans la substance fondamentale, on retrouve, de place en place, quelques fibrilles conjonctives, et l'on a tous les intermédiaires entre le tissu cellulaire lâche et le myxome pur.

« Sur un grand nombre de points, le tissu myxomateux forme de véritables îlots de plusieurs millimètres de diamètre, qui apparaissent à l'œil nu sur les coupes de la tumeur comme de grandes taches translucides. Ces îlots, en général arrondis ou ovalaires, sont délimités par de gros trousseaux de tissu conjonctif, qui s'anastomosent entre eux pour circonscrire l'espace myxomateux.

« De place en place, soit dans le tissu cellulaire, soit dans le tissu myxomateux, au lieu de la cellule ramifiée, on trouve une grosse cellule arrondie entourée d'une capsule, présentant les réactions histochimiques de la substance fondamentale du cartilage.

« Les cellules cartilagineuses deviennent beaucoup

plus nombreuses sur certains points et sont plongées dans une substance fondamentale homogène transparente. Ces zones cartilagineuses forment, comme les zones myxomateuses, de place en place de petits globes arrondis, très faciles à voir à l'œil nu par suite de leur réfringence spéciale.

« Ces globes de myxome ou de cartilage se voient surtout dans les parties centrales de la tumeur ; il n'est pas rare de voir dans leur intérieur quelques vestiges de traînées épithéliales : nous y reviendrons dans la suite.

« Le tissu conjonctif peut, dans certains points, s'infiltrer de graisse et quelques pelotons adipeux apparaître ; dans aucun cas, nous n'avons observé de formation osseuse.

« Le tissu conjonctif et surtout le tissu myxomateux peuvent être riches en vaisseaux ; certaines régions de la tumeur sont sillonnées par de fins capillaires anastomosés qui dessinent un plexus dans les mailles duquel on trouve une substance amorphe muqueuse et de nombreuses cellules ramifiées.

« *Formations épithéliales.* — Tous les aspects de prolifération épithéliale peuvent s'y rencontrer : petits culs-de-sac ramifiés formés par une double rangée de cellules cubiques sans lumière centrale venant se greffer sur un conduit plus important ; tubes creux tapissés par un épithélium cylindro-cubique, mais surtout tubes pleins formant de gros boyaux allongés anastomosés les uns avec les autres ; dans ces tubes on voit tassées des cellules à gros noyaux clairs, de forme polygonale au centre, cylindrique souvent à la périphérie ; ces tubes ont tous le caractère des cylindres d'épithélium tubulé. La prolifération épithéliale peut encore être plus marquée ; des boyaux se détachent dans tous les sens des formations épithéliales diffuses formées elles-mêmes de cellules de forme polygonale ; dans aucun point on ne trouve des alvéoles ou des cellules carcinomateuses.

« Les diverses cellules qui constituent ces boyaux épithéliaux peuvent subir des transformations variées ; ces boyaux peuvent de place en place se remplir et on voit apparaître à leur intérieur le véritables globes épidermiques. Mais le plus souvent les cellules subissent une dégénérescence différente ; il se fait dans leur intérieur une accumulation de substance muqueuse ou colloïde qui ne tarde pas à les envahir tout entières ; les cellules disparaissent bientôt, et à leur place, au centre du boyau épithélial, on retrouve un gros amas dégénéré dans lequel il est difficile de retrouver aucune trace de structure cellulaire. Cette dégénérescence peut être très accentuée, et aboutir à la formation de grandes cavités d'apparence kystique, à la périphérie desquelles on retrouve cependant toujours une ou plusieurs assises de cellules épithéliales plus ou moins aplaties ou déformées. La dégénérescense muqueuse ou colloïde est plus ou moins abondante selon les tumeurs examinées. Les cellules peuvent encore subir un véritable processus d'atrophie ; elles se tassent, deviennent moins volumineuses, presque réduites à leur noyau, et, n'étaient leurs connexions avec les travées épithéliales non atrophiées, seraient méconnaissables.

« *Connexions des formations conjonctives et épithé-liales*. — A la périphérie de la tumeur, dans la région voisine de la capsule, on voit entre les boyaux épithéliaux le tissu conjonctif se disposer comme dans toutes les tumeurs épithéliales. Le boyau épithélial est nettement limité par le tissu conjonctif plus ou moins tassé.

« Selon les points, ce tissu est de nature sarcomateuse ou bien il est lâche, condensé ou myxomateux ; il n'est pas rare de voir des tubes épithéliaux séparés par une zone purement myxomateuse.

« Au centre de la tumeur, nous avons vu que le tissu conjonctif sous ses divers modes prédominait, et qu'au milieu de ce tissu on retrouvait quelques vestiges de traînées épithéliales ; l'étude de la zone limite qui sépare la périphérie de la tumeur de son centre nous rend bien compte de ces connexions. De grosses traînées épithéliales périphériques partent des bandes cellulaires, d'abord volumineuses, formées de cellules polygonales bien constituées, ayant, en somme, tous les caractères des boyaux d'épithélioma tubulé. De ces boyaux principaux se détachent des boyaux secondaires, eux aussi bien constitués : ces bandes, au fur et à mesure qu'on se rapproche du centre, diminuent de volume, les éléments qui les constituent s'atrophient, et bientôt on les voit se réduire, au centre de la tumeur, à l'état de véritables fissures.

« En certains points, les hasards de la coupe les montrent séparées, tronquées des masses principales d'où elles étaient parties, réduites à quelques cellules atrophiées.

« À ce niveau, le tissu conjonctif prédomine, et un examen qui porterait sur ce seul point ferait croire à l'existence d'une tumeur purement conjonctive.

« En résumé, il semble que ces tumeurs mixtes soient surtout au début des tumeurs épithéliales, mais que la travée conjonctive que l'on voit dans toute tumeur, prenant bientôt le dessus proliférant de plus, en plus arrive à étouffer, à atrophier l'élément épithélial. »

Cette étude, d'après M. Berger, des tumeurs mixtes de la voûte palatine, nous explique d'une part pourquoi on a pu leur attribuer tantôt une origine conjonctive et tantôt une origine épithéliale. Ce qui semble s'en dégager, c'est que ce sont des tumeurs épithéliales ; et il y a peu de chose à ajouter à leur description pour qu'elle ressemble d'une manière frappante à celle des tumeurs malignes de même origine qui sont susceptibles d'envahir l'os et dont nous citons deux observations.

CHAPITRE III

OBSERVATIONS

Observation I (inédite)

(Due à l'obligeance de M. le professeur agrégé Villard.)

S... A.-M., dévideuse, âgée de trente-cinq ans, entre
à l'Hôtel-Dieu de Lyon, dans le service de M. le professeur agrégé Vallas, le 21 septembre 1899.

Rien à signaler dans les antécédents héréditaires de
la malade : deux enfants morts de méningite. Pas
d'hérédité au point de vue néoplasique.

Personnellement, en dehors des fièvres éruptives de
l'enfance et de quelques affections aiguës rapides, elle
a fait une fausse couche et accuse avoir eu des maux
de gorge fréquents, qui ont été traités avec de l'iodure
de potassium.

L'affection actuelle a débuté, il y a quatre mois, par
une petite tumeur en arrière de la voûte palatine et à
gauche. Cette tumeur n'était pas douloureuse et donnait
simplement à la malade une sensation de gêne ; elle a
augmenté progressivement de volume jusqu'à occuper
toute la voûte et à empiéter même en arrière sur le
voile du palais.

A l'entrée, l'état général de la malade paraît satisfaisant : les fonctions digestives sont normales ; l'ingestion des aliments est un peu gênée par le volume de la tumeur.

On ne signale rien au cœur ni aux poumons.

La tumeur occupe actuellement toute la voûte palatine, empiétant en arrière sur le voile du palais ; elle se confond, comme niveau, avec le rebord gingival dépourvu de ses dents ; elle est lisse, rosée, ulcérée en plusieurs points ; jamais elle n'a donné naissance à des hémorragies. La malade se plaint de douleurs sourdes, mais continues, ayant un caractère névralgique dans leurs exacerbations et s'irradiant dans toute la partie gauche de la face ; elle ressent également des douleurs violentes dans l'oreille du côté gauche. La joue est légèrement tuméfiée. L'œil du même côté est larmoyant. Les paupières sont rouges et œdématiées.

Enfin, la malade a eu une hémorragie nasale exclusivement par la narine gauche.

On donne le traitement mixte, qui améliore beaucoup l'état des choses ; aucun séquestre n'est senti.

La malade, partie prématurément le 3 octobre, revient dans le service le 29 septembre 1900 ; son état n'était nullement amélioré ; elle avait toujours des douleurs sourdes, avec des crises névralgiques s'irradiant à toute la moitié gauche de la face ; la tumeur paraît avoir le même volume que précédemment.

On remet la malade au traitement mixte.

Le 20 novembre, il n'y a aucune amélioration; on envoie la malade se faire examiner par M. le Dr Garel, qui constate un néoplasme buccal du maxillaire supérieur, de l'amygdale gauche et du pilier antérieur gauche.

Le 22 novembre, intervention (M. le Dr Villard).

La malade étant endormie profondément à l'éther, résection du maxillaire et dissection de l'amygdale et du pilier qu'on enlève.

Le 22 décembre, la malade sort en bon état.

Examen microscopique de la pièce.

(M. le Professeur agrégé Paviot.)

« Nous disposions de divers fragments de la tumeur, les uns superficiels, les autres profonds.

« Les coupes d'un fragment superficiel montrent sous une muqueuse à épithélium stratifié du type ectodermique, amincie, une ligne épaisse de glandes du type salivaire muqueux, qui sont placées immédiatement à la face profonde du derme. Autour et au-dessous de ces glandes, le plus souvent bien séparés de celles-ci, apparaissent les lobules de la tumeur. Ceux-ci se montrent sous une disposition en grandes alvéoles, dont les parois sont constituées par un tissu conjonctif épais et dense, au sein duquel (et surtout dans les points nodaux) se montrent les productions sur lesquelles nous reviendrons.

« Le contenu de ces alvéoles de la tumeur est constitué par des cellules à protoplasma granuleux masquant un peu un noyau muriforme coloré en rouge d'une façon peu intense. Les cellules s'orientent le plus souvent comme pour former des trabécules radiées du centre à la périphérie du lobule. Chaque travée contient deux, trois ou quatre rangées de cellules au maximum. Dans l'intervalle des travées se voit tantôt une substance hyaline, claire, très transparente, d'autres fois, outre la substance hyaline, on voit une fine lamelle de tissu conjonctif contenant des vaisseaux peu dilatés et quelques cellules fusiformes : suivant l'orientation suivant laquelle les lobules ont été intéressés, ces espaces intertrabéculaires peuvent apparaître non plus sous la forme de lignes, mais sous celle d'une section circulaire de très petite dimension, et alors, au moins par places, l'aspect de tumeur à corps oviforme se trouve réalisé. Enfin, on peut voir apparaître au sein des travées des boules de cette même substance de sécrétion.

« Au sein des travées, on voit des points récents de la tumeur apparaître ; on a alors des tubes pleins dans lesquels les cellules, tout à fait semblables à celles des travées, prennent par tassement une forme cylindrique ; mais elles sont toujours nombreuses sur la même ligne et, en somme, il semble bien que l'on a là le début d'un foyer de cellules de la tumeur, car sur les boyaux plus volumineux, on voit successivement la disposition trabéculaire s'accentuer.

« Toujours à l'examen des coupes de ce fragment superficiel, on peut constater, en examinant un certain nombre de coupes aux confins de la couche des glandes salivaires sous-muqueuses, que certaines grappes de ces dernières glandes montrent une transformation manifeste en cellules, offrant les aspects histologiques et la disposition des cellules de la tumeur. Ce dernier point paraît assez nettement acquis pour qu'on puisse admettre que ce sont bien les glandes du type salivaire muqueux qui sont le point de départ du néoplasme.

« L'examen des coupes provenant d'un fragment profond révèle des lobules toujours à disposition trabéculaire, mais plus irréguliers, montés ou fusionnés les uns sur les autres : çà et là, on peut ainsi en observer dont le centre est en nécrobiose ; ce sont les plus volumineux. On peut voir aussi apparaître, au sein même des grands lobules, de petits plus récents, plus colorés émanant d'un centre différent. Mais les caractères cellulaires sont toujours identiques. Enfin, toujours sur ce fragment on voit très nettement l'envahissement des lames osseuses : des îlots de tumeur sont en plein dans les espaces médullaires, d'autres petits lobules entament les lames osseuses en divers points de leur périphérie.

« En résumé, la tumeur maligne semble avoir comme point de départ, les glandes muqueuses de la voûte palatine et la malignité est surabondamment prouvée par l'envahissement osseux. »

OBSERVATION II

(Due à l'obligeance de M. le professeur agrégé Durand).

T. C... cultivateur, soixante ans, entre à l'Hôtel-Dieu de Lyon, dans le service de M. le professeur Pollosson. Comme antécédents héréditaires, notons seulement que sa mère est morte en couche et que son père est mort d'une pleurésie.

Il s'est marié à trente ans et a eu neuf enfants dont deux sont morts; sept autres sont vivants et bien portants.

A part les fièvres éruptives de l'enfance, rien à signaler dans ses antécédents; pas de signes de scrofule, pas de syphilis, pas d'impaludisme : le malade n'est pas alcoolique.

Il s'est aperçu il y a une dizaine de mois environ qu'il était un peu gêné dans les mouvements de mastication : il n'avait néanmoins pas de douleur réelle ; en examinant sa cavité buccale il a constaté à ce moment la présence, du côté droit sur la voûte palatine et immédiatement à côté des dents, d'une petite tumeur de la grosseur d'une noisette.

Il y porta peu d'attention et attendit : pas de douleur, mais la tumeur évoluait d'une façon progressive, déterminant une gêne de plus en plus marquée, et le malade se décide à entrer à l'hôpital. A son entrée on constate que l'état général est bon : le malade a bon appétit, digère bien et a des selles régulières il s'alimenterait parfaitement, n'était cette gêne mécanique que nous avons signalée : il n'a pas maigri : on ne signale rien aux poumons, ni au cœur, ni du côté des urines.

En examinant la cavité buccale, on voit sur la droite du voile du palais une tumeur de forme ovalaire, adhérant par son bord externe au rebord alvéolaire ; son côté interne ne va pas tout à fait jusqu'au raphé.

Cette tumeur a 4 centimètres de diamètre antéropostérieur et 3 centimètres environ de diamètre transversal. Elle paraît être épaisse d'environ 8 millimètres à la partie la plus épaisse, coïncidant avec le centre de la tumeur. L'épaisseur diminue en allant à la périphérie.

La tumeur est dure, résistante, ligneuse et rugueuse au toucher.

Son aspect est irrégulier, bosselé, boursouflé.

La couleur est rosée, d'un rose plus pâle que celui de la muqueuse palatine : en certains points la couleur se fonce légèrement, la muqueuse ne paraît pas saine mais n'a ni bourgeons, ni ulcérations.

Le maxillaire supérieur en tout autre point paraît normal.

Au point de vue des troubles fonctionnels, on ne trouve de troubles ni du côté de la respiration, ni du côté de la phonation : le malade ne peut pas mâcher du côté droit.

Intervention (M. le Professeur agrégé Durand).

Résection totale du maxillaire droit.

3 mars — On note le facies hébété du malade, l'œil droit est dévié en bas, il y a un écoulement abondant de larmes de cet œil.

La parole du malade est presque incompréhensible.

Le malade commence à manger sans que les aliments pénètrent dans les fosses nasales.

L'examen de la pièce enlevée, fait par M. le professeur agrégé Paviot, démontre qu'il s'agit bien, comme dans l'autre cas, d'une tumeur épithéliale maligne ayant pour origine les glandes de la voûte du palais et ayant envahi le maxillaire.

Voici, du reste, *in extenso*, cet examen :

« La tumeur n'est certainement pas à point de départ osseux, mais est de nature épithéliale et à point de départ glandulaire.

« En effet, sur le fragment qui nous parvient, on voit des lobules d'aspect assez différent, mais permettant de faire un diagnostic sûr et d'établir entre eux un rapport précis.

« Un lobule, une véritable nappe n'offre que des coupes en travers de tubes glandulaires se touchant pour ainsi dire tous, à peine déformés par une fine pullulation connective. Ces tubes sont tapissés par quatre ou cinq grosses cellules (sur une seule coupe en travers) très claires, dans le protoplasma desquelles, à un fort grossissement, on voit de grosses gouttelettes pâles : le noyau est rejeté vers la base de la cellule, et celle-ci a, par suite, une forme en cône tronqué et s'ouvrant vers la lumière. En somme, disposition et morphologie cellulaire des glandes du type salivaire à mucus (comme les glandes du voile, des bords de la langue. etc.).

« Mais à côté de cette nappe, séparée par une grosse travée de substance rose, hyaline, commence une autre nappe dans laquelle il n'y a que des boyaux pleins de cellules, boyaux souvent anastomosés, fréquemment interrompus. Les cellules de ces boyaux ne paraissent pas avoir de limites cellulaires précises; si bien que l'on dirait voir une coulée de noyaux dans une substance granuleuse jaunâtre protoplasmique peu abondante. Les noyaux sont peu vigoureusement colorés, à structure irrégulière et peu dense.

« En somme, tumeur des glandes buccales à mucus. »

Observation III

(Adéno-carcinome du voile du palais par T. Busachi,
Gaz. degli Ospitali, 1891, n° 67, p. 642).
(Citée par M. Berger, dont nous donnons le résumé[1].)

Femme de quarante-neuf ans sans antécédents héréditaires. Depuis huit jours elle a remarqué un gonflement de l'isthme du gosier. Le voile du palais a le volume du poing d'un enfant. La tumeur est symétrique et la luette est située à sa partie inférieure et médiane; elle est réduite à un petit tubercule d'environ un demi-centimètre. La muqueuse est vascularisée : à droite, au niveau de l'insertion du pilier antérieur du voile du palais, on voit une petite ulcération superficielle presque ronde de 2 millimètres de diamètre. La muqueuse d'ailleurs est fortement adhérente à la tumeur. Celle-ci est dure, nullement fluctuante, lisse, non douloureuse à la pression, ni spontanément; elle occupe tout le voile du palais, qu'elle immobilise par son volume, et réduit considérablement l'isthme du gosier.

La tumeur n'envahit pas les piliers, ni la voûte palatine. Il n'y a pas d'engorgement ganglionnaire.

Diagnostic. — Adénome ayant pour origine la couche glandulaire du voile.

---

[1] Il nous a paru utile de rapprocher cette observation des nôtres, en tant que tumeur maligne d'origine glandulaire développée à la voûte palatine. Par suite du siège de la tumeur, ce n'est pas le maxillaire qui a été lésé, mais les tissus musculaires voisins qui ont été envahis par les bourgeons épithéliomateux.

Opération, le 6 septembre. — La tumeur ne put être séparée de la muqueuse et dut être enlevée avec elle, et du voile du palais il ne resta que la muqueuse de sa face nasale qui fut rabattue en avant et suturée au bord postérieur de la voûte. Cette partie conservée se gangrena ensuite (6e jour). La malade quitta l'hôpital douze jours après l'opération, la plaie presque complètement cicatrisée, sans aucun signe de récidive, mais elle n'a pas été suivie ultérieurement.

La tumeur extirpée a le volume du poing d'un enfant, légèrement oblongue d'avant en arrière, aplatie de haut en bas. La forme est régulière, la consistance égale en tous les points.

Sectionnée par le milieu, suivant la ligne médiane antéro-postérieure, on voit que, des couches qui constituent normalement le voile du palais, seule persiste la muqueuse buccale réduite à une lame très mince ; la couche glandulaire est partout atrophiée, excepté en un point correspondant à l'insertion de la luette.

De la partie musculaire du voile du palais, c'est-à-dire du muscle palato-staphylin, il ne reste qu'un vestige ; la surface de la coupe présente comme un faisceau de fibres, haut de quatre millimètres, qui de la base de la luette se porte à la partie postérieure et supérieure de la masse extirpée sur la ligne médiane.

Dans ce faisceau, le microscope montre la présence de fibres musculaires striées, au milieu desquelles sont épars des îlots de cancer.

Son volume est tel, comparé au volume normal du muscle, qu'il semble que ce dernier fût hypertrophié avant l'invasion de la tumeur.

Le reste de la coupe a un aspect charnu, rosé, uniforme, et laisse par raclage, sur la lame du couteau, un liquide sanguinolent, riche en éléments de la tumeur.

La tumeur durcie dans l'alcool, colorée par les méthodes ordinaires, présente deux portions différentes, l'une buccale, l'autre nasale. Celle-ci, d'une épaisseur double, a la structure propre du cancer ; dans l'autre prédomine la structure de l'adénome : on y trouve des tubes glandulaires plus ou moins larges, quelquefois dilatés, pour former des cavités qui se voient sur la préparation à l'œil nu. Ces tubes sont ramifiés, remplis d'une substance colloïde, et tapissés d'une simple couche d'épithélium cubique. On trouve aussi, çà et là, épars, de petits foyers de cellules polymorphes. Dans le reste du néoplasme, les tubes de l'adénome font défaut, tandis qu'on trouve de nombreux nids de cellules cancéreuses entourés de tissu conjonctif.

Au milieu du stroma sont épars des faisceaux, des fibres musculaires striées appartenant aux péristaphylins.

La tumeur n'a pas grandi très rapidement, comme le prouve l'abondance du stroma et le petit nombre de cellules avec noyau en karyokinèse.

La tumeur s'est développée dans la couche glandulaire de la muqueuse, dont la couche épithéliale seule est restée normale.

Il est donc certain que le néoplasme est un adénocarcinome développé dans la couche glandulaire de la muqueuse buccale du voile du palais.

Busachi pense que la tumeur s'est développée aux dépens de l'épithélium cylindrique du canal excréteur des glandes.

On pourrait se demander s'il ne s'agit pas d'un exemple de transformation cancéreuse d'une tumeur mixte des glandes du voile du palais. L'adhérence et l'altération de la muqueuse, l'infiltration cancéreuse des couches musculaires du voile suffisent à prouver le caractère malin de la néoplasie, mais quoiqu'une partie du tissu pathologique présentât des caractères qui se rapprochent des adénomes, rien n'autorise à penser qu'au début la tumeur ait présenté l'aspect et la structure des tumeurs mixtes.

CHAPITRE IV

ANATOMIE PATHOLOGIQUE

Les épithéliomes et les carcinomes du maxillaire supérieur sont loin d'être une rareté, et de nombreuses observations en ont été publiées ; longtemps confondus avec les sarcomes, leur individualité histologique est aujourd'hui bien établie. Ils viennent, au point de vue de la fréquence, immédiatement après les sarcomes. Mais si le microscope parvient aujourd'hui assez facilement à en reconnaître la nature, la question de leur origine a été pendant longtemps et est encore actuellement l'objet de discussions. Cependant des travaux récents ont jeté un certain jour sur le débat et ont paru expliquer un assez grand nombre de cas dont le point de départ était jusqu'alors demeuré inconnu. Comme dans tout organe, on peut rencontrer au niveau du maxillaire supérieur des cancers secondaires à une tumeur située à distance, ou des cancers par propagation d'une tumeur de même nature des parties molles voisines ; on peut enfin trouver des tumeurs épithéliales nées sur place, ayant pour origine le corps même du maxillaire supérieur.

Ce sont ces dernières qui ont pendant longtemps intrigué les histologistes et excité la sagacité des chercheurs. On sait actuellement, depuis les travaux de Malassez exposés dans les Archives de physiologie de 1885, que l'origine de ces tumeurs doit être cherchée dans les kystes épithéliaux paradentaires.

Nous n'insisterons ni sur la première catégorie de tumeurs épithéliales (cancers secondaires), ni sur la dernière (cancer d'origine paradentaire), qui ne rentrent pas dans notre sujet.

Les cancers par propagation d'une tumeur des parties molles méritent au contraire de nous arrêter ; on a décrit jusqu'à aujourd'hui des tumeurs succédant à un épithélioma de la peau de la face, à un épithélioma de la lèvre inférieure (cette dernière variété paraît être la plus fréquente), succédant à un épithilioma de la langue, de la glande sous-maxillaire, de la parotide, de l'amygdale, etc. On n'avait pas encore, à notre connaissance, décrit de tumeurs épithéliales du maxillaire supérieur partie des glandes salivaires de la muqueuse buccale.

Ces tumeurs ont des caractères histologiques bien définis, qui les séparent nettement des cancers propagés de la face. des lèvres, de la langue ; elles ne pourraient être confondues qu'avec une tumeur partie de la parotide ou de la sous-maxillaire ; mais dans un de nos cas l'examen microscopique a permis de constater toutes les transitions entre les glandes salivaires sous-muqueuses saines et les parties néoplasiques. Nous sommes donc bien en présence d'une entité anatomo-pathologique définie : il s'agit d'un épithélioma du type salivaire ayant pour point de départ les glandes de la muqueuse buccale.

Nous ne pouvons donner une description macroscopique de ces tumeurs d'après nos deux cas ; elles ne nous ont paru présenter aucune particularité.

Il n'en est plus de même au microscope. Sur les coupes qui ont été pratiquées la tumeur apparaissait lobulée, formée de grands alvéoles à parois conjonctives contenant des amas de cellules épithéliales. Ces cellules ont un protoplasma granuleux, un noyau muriforme, peu coloré par le carmin ; elles se disposent en trabécules radiés du centre à la périphérie du lobule, trabécules d'épaisseur variable, contenant tantôt deux, tantôt trois ou même quatre rangées de cellules.

Mais ce qui donne à cette variété de tumeurs son caractère principal, c'est l'apparition dans l'intervalle des travées d'une substance hyaline claire, très transparente, peu colorée par le carmin, tantôt formant seule la séparation de deux travées voisines, tantôt accompagnée d'une fine lame de tissu conjonctif. Dans les points où les travées sont coupées perpendiculairement à leur direction, les espaces intertrabéculaires ont alors l'apparence d'une petite boule arrondie, claire, tantôt isolée, tantôt se continuant avec un cordon plus ou moins cylindrique dans les points où la coupe a porté un peu obliquement sur la direction générale des travées. Ces mêmes boules peuvent apparaître au sein des travées et donnent alors bien l'impression d'une substance de sécrétion.

Cette substance hyaline est amorphe ; elle semble se créer par distension des espaces libres où elle se collecte ; on conçoit tout de suite la différence qui sépare

de telles tumeurs des épithéliomas du type thyroïdien,
dont les cellules se disposent plus ou moins en vésicules closes contenant dans leur intérieur la substance
hyaline.

Enfin, sur des points plus anciens, la tumeur peut
subir un commencement de dégénérescence ; les lobules, toujours à disposition trabéculaire, se confondent
les uns avec les autres ; leur centre entre en nécrobiose ;
il n'y a là rien de spécial à notre sujet ; la dégénérescence nécrobiotique des épithéliomas est actuellement bien connue.

Il nous reste maintenant, pour achever d'individua-
liser la variété de tumeurs du maxillaire supérieur que
nous venons de décrire, à nous demander quelle place
elle doit occuper dans la classification anatomopatho-
logique des tumeurs épithéliales.

Il s'agit évidemment d'un épithélioma d'origine
glandulaire ; de nombreuses variétés de ces épithéliomas ont été décrites. M. le professeur Bard en décrit
quatre types : le type mammaire, le type digestif, le type
thyroïdien et le type lacrymal. C'est de ce dernier
type que nous rapprocherons nos cas. En effet, comme
dans ces derniers, les tumeurs du type lacrymal sont
formées de cellules serrées, disposées en amas arrondis séparés par un stroma ; la constitution des amas
tient le milieu entre les épithéliomas épidermiques
lobulés et les épithéliomas cubiques tubulés. Au milieu
des cellules apparaissent des corps hyalins en tous
points semblables à ceux que nous avons décrits dans
nos tumeurs.

Ces tumeurs ont été l'objet d'interprétations variées.

Billroth les a décrites sous le nom de cylindromes ; Robin, sous celui de tumeur hétéradénique à corps oviforme ; Cornil et Ranvier, Malassez, sous le nom d'épithéliome tubulé ou alvéolaire, avec envahissement muqueux.

Pour nous, il s'agit d'épithélioma glandulaire à caractère rendu un peu spécial par la sécrétion des cellules qui le composent et le dépôt de cette sécrétion entre les cellules sous forme de masses hyalines (corps oviformes de Robin).

CHAPITRE V

SYMPTOMES

Si la forme de cancer du maxillaire que nous décrivons est bien nettement caractérisée au point de vue histologique, il ne paraît pas, au moins d'après les deux cas que nous avons pu étudier, en être de même des symptômes.

Le malade s'aperçoit que depuis quelques mois il est un peu gêné dans la mastication, il constate sur la voûte palatine une petite tumeur. Cette tumeur, qui ne présente d'abord macroscopiquement aucune altération de la muqueuse, se développe petit à petit : la gêne s'accentue ; mais le plus souvent, il n'y a pas de phénomène douloureux.

Lorsqu'on examine le malade, on constate sur la voûte palatine une tumeur, quelquefois assez grosse, mais qui ne bombe pas au palais d'une manière correspondante à sa grosseur : elle paraît s'être infiltrée plutôt dans la profondeur du côté de l'os, ce qui tient peut-être à la situation profonde des glandes qui ont été le point de départ de la tumeur.

A ce moment, il ne paraît guère possible de la distinguer d'un ostéosarcome du maxillaire : la peau, au niveau de la tumeur, n'est généralement pas absolument saine, sa couleur rosée est plus pâle que celle des parties voisines ; dans le cas que nous avons pu voir, elle n'était pas ulcérée, et il n'y avait ni ulcération vraie, ni bourgeonnements appréciables. On ne constate aucune déformation du maxillaire supérieur, autre que celle constatée à la voûte palatine, du moins à la période où ont été opérés nos malades.

La marche de l'affection paraît au début torpide : pas de phénomènes douloureux, pas de symptômes alarmants : une simple gêne. Le seul accroissement, somme toute, assez rapide de la tumeur peut, à ce moment, faire soupçonner, mais non présumer de sa nature. Voilà, au point de vue « symptômes », tout ce que notre forme peut présenter de spécial ; quant à la marche, la durée, la terminaison, les symptômes qui prennent naissance à mesure que le cancer s'étend à une grande partie de l'os, ils semblent devoir être ici ce qu'ils sont dans les cancers du maxillaire supérieur d'autre origine.

CHAPITRE VI

DIAGNOSTIC

Le diagnostic de la forme que nous décrivons est le plus souvent impossible à faire. Les traits essentiels des symptômes sur lesquels est basé ce diagnostic, sont :

Le début exclusivement palatin, et la constatation depuis longtemps d'une tumeur au palais, sans avoir de déformation du reste du maxillaire.

La coloration spéciale de la peau montrant qu'elle est envahie, sans toutefois avoir, en général, d'ulcérations vraies et de bourgeons.

L'indolence habituelle pendant longtemps de la tumeur, bien que l'un de nos malades ait présenté des névralgies.

Sa marche assez rapide accroissant la tumeur de manière à ne pas bomber à la voûte palatine en raison directe de son développement, mais, au contraire, l'étalant plutôt en surface.

On voit donc qu'il est un certain nombre d'affections avec lesquelles on peut confondre cette forme du cancer du maxillaire.

Ce sont, d'abord, les tumeurs bénignes de la voûte palatine, tumeurs mixtes d'origine glandulaire : et ces tumeurs donnent des symptômes qui, au début du moins, sont tellement analogues à la forme qui nous occupe, que la marche seule et la teinte spéciale de la peau pourront souvent mettre sur la voie du diagnostic.

Ce sont les syphilomes de la voûte palatine, et ici, en dehors des antécédents du malade, le diagnostic sera souvent fait par l'action du traitement mixte, mercure et iodure de potassium. Notons, cependant, que l'un de nos malades, qui pourtant était bien, après intervention et examen histologique fait, porteur d'un cancer du maxillaire, a été pendant un temps amélioré par le traitement mixte.

Ce sont, enfin, les ostéosarcomes, et là la confusion est extrêmement facile, lorsque l'ostéosarcome commence à se manifester par une tumeur palatine.

Les constatations suivantes pourront faire soupçonner qu'il s'agit d'un cancer à point de départ glandulaire, plutôt que d'un ostéosarcome :

L'existence d'une tumeur avec coloration pâle de la peau démontrant l'envahissement de cette dernière, sans toutefois que l'on ait d'ulcérations vraies ou de bourgeonnement;

L'absence d'une autre déformation du maxillaire ;

La marche et l'accroissement presque en surface de la tumeur.

Néanmoins, ces signes ne suffiront pas, le plus souvent, à faire faire le diagnostic ; ils mettront simplement sur la voie, et ce n'est, en somme, le plus souvent, que l'examen histologique après intervention qui pourra résoudre le problème d'une manière sûre.

CHAPITRE VII

PRONOSTIC ET TRAITEMENT

Nous ne pouvons, d'après nos observations, préjuger
du pronostic d'une manière exacte ; rien ne peut faire
supposer qu'il soit autre que celui des autres variétés
de cancer du maxillaire.

On devra toujours essayer le traitement mixte, qui
en cas de syphilome tranchera le diagnostic.

Le traitement, lui-même, du cancer consistera dans
une ablation large des parties envahies avec résection
du maxillaire supérieur ; il est néanmoins à cette forme
un point particulier ; c'est que l'on pourra quelquefois
conserver le plancher orbitaire, à cause du début palatin de la tumeur.

Au point de vue prophylactique, il semble ressortir
de notre étude qu'il faille opérer hâtivement les tumeurs mixtes de la voûte palatine, quoique rien, à un
certain moment, que l'examen histologique après intervention, ne puisse faire faire le diagnostic de cancer.

CONCLUSIONS

1. Dans les glandes buccales de la voûte palatine peuvent se développer, en dehors des tumeurs bénignes décrites, des tumeurs épithéliales et malignes.

II. Ces tumeurs épithéliales, dans certains cas, envahissent le maxillaire supérieur lui-même et constituent ainsi une forme histologique particulière du cancer de l'os.

III. Il est des cas où seul l'examen histologique après l'intervention fait reconnaître la nature et l'origine de ces tumeurs. Leur diagnostic semble jusque-là presque impossible : car on les confondra très facilement avec les ostéosarcomes Toutefois leur début et leur siège exclusivement palatin pourront mettre le chirurgien sur la voie (en tenant compte de l'évolution clinique), maintenant que nous avons démontré leur existence.

IV. Au point de vue prophylactique, il semble qu'il faille opérer hâtivement les tumeurs des glandes palatines, puisque, *a priori*, il est des cas où l'on ne peut

pas voir avant l'intervention si elles sont malignes ou
en voie de transformation maligne.

V. Le traitement lui-même consistera dans l'ablation
large avec résection totale, ou avec conservation du
plancher orbitaire du maxillaire supérieur, dès que cet
os sera envahi.

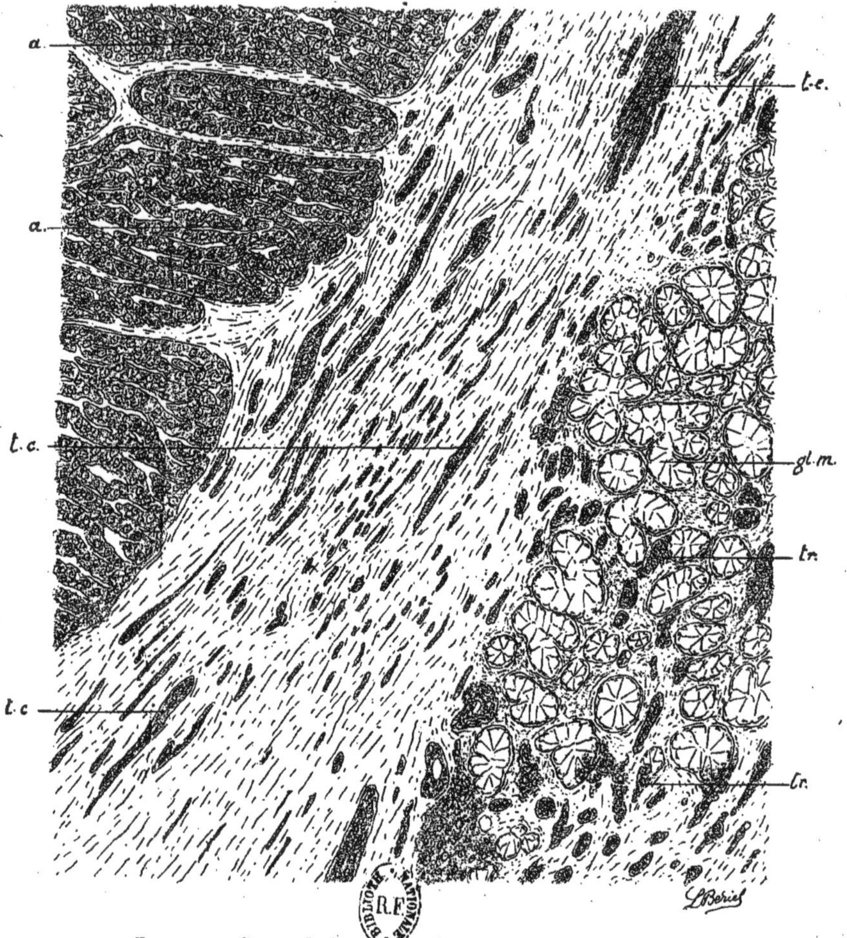

Fig. 1. — *Coupe de la tumeur dans ses parties superficielles.*

Reichert. — Ocul. 3. — Obj. 3. — Projection à la chambre claire.

a. Alvéoles cancéreux avec la disposition trabéculaire.
t. c. Traînées d'infiltration cancéreuse dans le tissu conjonctif.
gl. m. Glandules muqueuses.
t. r. Points de transformation des glandules muqueuses en traînées cancéreuses.

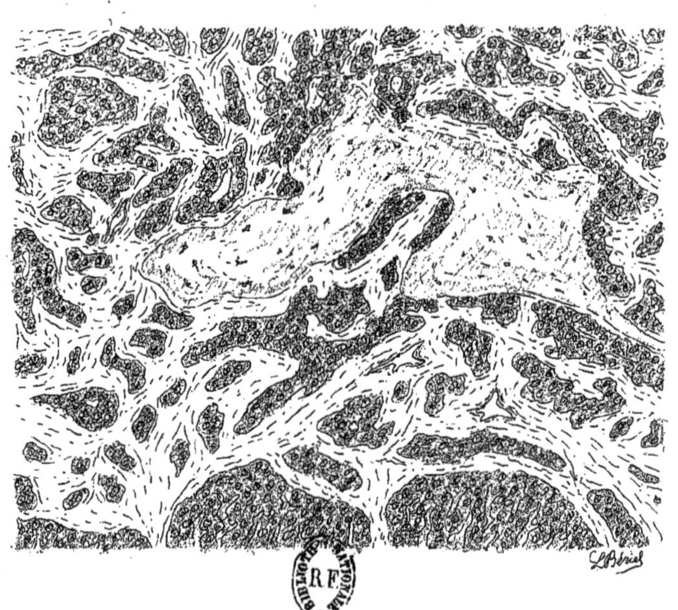

FIG. 2. — *Coupe de la tumeur dans ses parties profondes. — Envahissement et destruction du tissu osseux par les traînées cancéreuses.*

(Même grossissement que la figure 1.)

BIBLIOGRAPHIE

Chauveau, le Pharynx, Paris, Baillière, 1901.

Szontagh, Beitrage zur feineren Anatomie des menschlichen Gaumens (thèse, Berlin, 1856).

Klein, Strickers Handbuch der Gewebelehre.

Rudinger, Beitrage zur Morphologie des Gaumenssegels und Verdaunungsapparet, Stuttgart, 1879.

Niemand, Beitrage zur Anatomie des Gaumenssegels, deutsche Monatschrift für Zahnheilkunde, 1895.

Schœffer, Sitzungsberichte der Academie der Wissenschaften von Wien, 1897.

Jacquelin, Etude sur l'épithélioma des maxillaires (thèse de Paris, 1875).

Guillaume, Etudes cliniques sur quelques tumeurs malignes du maxillaire supérieur et principalement sur le cancer de cet os (thèse de Paris, 1875).

Reclus, de l'Epithélioma térébrant du maxillaire supérieur Progrès méd., 1876, p. 795 et 836).

Morel, Contribution à l'étude des épithéliomas du maxillaire supérieur et en particulier de l'épithélioma térébrant (thèse de Paris, 1879).

Verneuil, Epithélioma des maxillaires (Journal des connaissances médicales, 1883, p. 234).

Barker, Epithelioma of upper jaw (Brit. med. journal, 1884, t. II).

Bergmann, Deux cas de cancer des lèvres, palais et amygdale guéris par opération (Berl. klin. Woch., 26 juin 1893).

Knight, Tumeurs des maxillaires (J. am. med. Ass. (12 février 1898).

Berger, Tumeurs mixtes du voile du palais (Bulletin médical, 11 mars 1896 — Revue de chirurgie, n°s 5,6,7, de 1897).

Doubre, Bulletin médical, 9 janvier 1898.

Pitance, Etude sur les tumeurs mixtes du voile du palais (th. de Paris, 1897).

Richard, Bulletin de la Société de chirurgie, 26 nov. 1856.

Fonnegra, Epithéliomes enkystés du voile du palais (thèse, Paris, 1880).

Stephen Paget, Tumours of the palate (St Bartholomew's hosp. reports, XXI, p. 315, 1886).

Pérochaud, Recherches sur les tumeurs mixtes des glandes salivaires (thèse, Paris, 1883).

De Laraberie, Recherches sur les tumeurs mixtes des glandes salivaires de la muqueuse buccale (Arch. gén. de médecine, 1890, 7e série, t. XXV, p. 537 et 677 et XXVI, p. 34).

A. Collet, Tumeurs mixtes des glandes salivaires des lèvres (thèse, Paris, 1895).

R. Ponsot, Tumeurs de la glande sous-maxillaire (th., Lyon, 1894).

Billroth, Beobachtungen über geschunlate der Speichelsdrüsen (Virchow's, Archiv, XVII, 1895).

Colaczek, Ueber das Angiosarkom (Deutsche Zeitschrift f. Chirurgie, IX, n°s 1 et 8, 1878).

Kaufmann, Das Parotidsarkom (Archiv f. klin. Chirurgie, 1881, XXVI, p. 673).

Nasse, Die geschwülste des Speicheldrüsen (Arch. f. klin. Chirurgie, 1892, XLIV, p. 233).

Marc Hoffmann, Eine Mischgewulst des harten Gaumens (Arch. f. klin. Chirurgie, 1889, XXXVIII, p. 98).

Busachi, Adénocarcinome du voile du palais (Gaz. degli ospidali, 1891, n° 67, p. 642).

Brault, Leucopalasie et épithélioma primitif de la voûte palatine chez un ancien syphilitique (Annales de dermatologie, IX, p. 364).

Browne, Epithélioma du voile du palais (J. of. Laryng., sep.
   1897, p. 495).

Liaras, Epithélioma de la luette et du voile du palais (J. med.,
   Bordeaux, 3 janvier 1897).

Escat, Adénome du voile du palais (Archives prov. de chirurgie, VI, p. 320).

Courtade, Fibromyxome du voile du palais (Annale des ma-
   ladies de l'oreille, mai 1897).

Martens, Zur Kentniss des Bösartigen .. (Sur les tumeurs malignes du maxillaire supérieur et leur traitement opéra-
   toire). (Deutsche Zeitschrift f. Chir., XIV, 5 et 6, p.
   483 571 (1897).

TABLE

1 vol. — Imp. A. Rey, 4, rue Gentil. — 27271

40